L'EAU AMÈRE

DE

FRIEDRICHSHALL

(SAXE-MEININGEN)

PAR

le Docteur EISENMANN

TRADUIT DE L'ALLEMAND

PAR

A. MORPAIN, D. M. P.

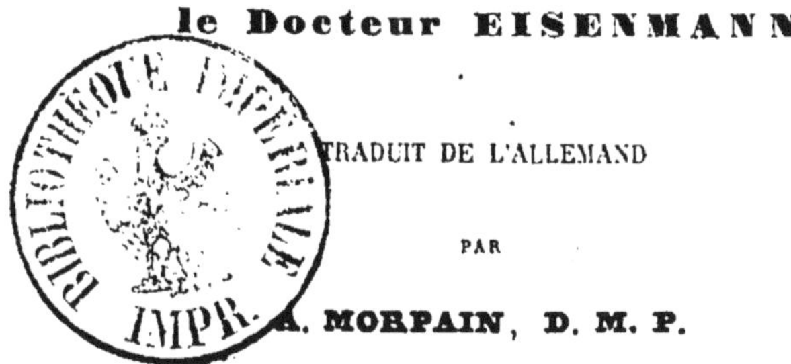

PARIS

LIBRAIRIE DE VICTOR MASSON

PLACE DE L'ÉCOLE-DE-MÉDECINE

1858

Paris. — Imprimerie de L. MARTINET, rue Mignon, 2.

L'EAU AMÈRE

DE

FRIEDRICHSHALL

I

HISTOIRE ET TOPOGRAPHIE.

L'eau de Friedrichshall (*das Friedrichshaller bitter Wasser*), qui depuis quelques années a attiré l'attention du public, et surtout celle du monde médical, provient de plusieurs sources qui jaillissent dans la riante vallée de la Greck, située à 16 kilomètres de la ville de Cobourg, et à 20 kilomètres de celle de Hildeburghausen, dans le duché de Saxe-Meiningen.

Le fond de cette vallée repose sur des couches de terrains secondaires, dans lesquels se rencontrent stratifiés la marne, l'argile, le grès et le gypse.

Cette stratification se poursuit ainsi à une profondeur indéterminée, comme l'a démontré le dernier forage de M. Glenk, pratiqué en 1854, lequel, arrivé à une profondeur de 800 pieds, n'a pas dépassé cette alternation des couches. Au nord et au nord-ouest, ces couches secondaires sont traversées par des masses plus ou moins considérables de basalte ; le Festungsberg, qui clôt la vallée de la Greck vers l'occident, est particulièrement formé de cette couche géologique.

Ces données géologiques autorisent à croire que ce carbonate

de chaux et de magnésie participe à la formation de Friedrichshall, et on peut pour ainsi dire déterminer par les différentes
hauteurs des couches l'endroit où se forment les sels amers.

Les eaux de Friedrichshall paraissent donc formées par un
mélange :

1° D'*eau salée* provenant d'une profondeur inconnue ;

2° D'une *solution de chloro-magnésium* et de *magnésie sulfatée*
qui, dans une couche plus élevée, se mêle avec l'eau salée.

Le gypse s'y rencontre aussi en assez grande quantité, tandis
que le carbonate de chaux, à l'état de spath calcaire, ne se trouve
qu'en dehors de la ligne de montagnes qui circonscrit la vallée
de la Greck.

Mais ce qui doit particulièrement fixer l'attention du géologue,
c'est la présence sur tout le sommet occidental de la montagne,
du carbonate de chaux et de magnésie, ou de la dolomite qui
règne jusqu'à Cobourg et Hildburghausen, et qu'on ne trouve
qu'à une certaine élévation, comme par exemple sur le Festungsberg de Cobourg.

3° D'*eau douce* ou *naturelle*, provenant d'infiltrations.

De temps immémorial on tirait le sel de cuisine de la source
de Friedrichshall. En 1158 cette saline fut donnée en fief au mo-
nastère de Langheim, par l'évêque Eberhardt de Bamberg : déjà
à cette époque on ne pouvait préciser la date de son exploitation.
Cette saunerie fut activement exploitée pendant plusieurs siècles ;
en 1425, elle fut détruite par les hussites, et depuis cette époque
on ne trouva plus aucune trace de son exploitation. Trois siècles
plus tard, en 1714, un certain Heydenblut d'Hildburghausen
fit, en divers endroits, des tentatives de forage qui furent infruc-
tueuses. Heydenblut sacrifia sa fortune sans atteindre son but
qui consistait à priver par des emménagements les sources salées
du mélange des eaux douces. Ses successeurs ne furent pas plus
heureux ; l'un des derniers, M. Glenk, qui en 1825 avait creusé
un puits de la profondeur de 800 pieds, fut obligé de l'abandonner. Cependant il avait obtenu sur d'autres points quelques
bons résultats.

Au xviiiᵉ siècle, l'attention des médecins fut attirée sur les sels médicinaux qu'on trouvait en grande quantité dans les produits de la saunerie ; on les exploita, et le professeur Delius vanta comme supérieur le sel de Glauber qu'on en obtenait. Ce ne fut réellement qu'au commencement de notre siècle que, d'après les conseils du professeur Fikel de Würzburg, on exploita la source de façon qu'elle pût fournir annuellement 600 ou 800 quintaux de sel de Glauber, 200 à 350 quintaux de sel amer, et seulement 400 à 500 quintaux de sel commun. Mais la saunerie fut négligée, l'exploitation tomba et fut confiée à des aides de saunier. En 1838, le gouvernement de Meiningen chargea le célèbre chimiste Creutzburg de faire l'analyse de cette source, laquelle fut publiée dans le journal de chimie pratique d'Erdmann de la même année, et la saline, qui avait été d'abord affermée, fut vendue à M. Charles Oppel.

Les différents changements survenus dans l'administration de la source et l'analyse de M. Creutzburg n'eussent peut-être pas produit d'heureux résultats sans l'innovation de M. le docteur Bartenstein d'Hildburghausen, qui conçut le premier l'idée d'exploiter cette source comme source d'eau minérale. M. le docteur Bartenstein put alors apprécier et développer les talents d'administration, et la sage persévérance de M. Oppel. Ils s'unirent pour l'exploitation et la propagation de l'eau de Friedrichshall, qui fut expédiée à un grand nombre de médecins avec prière de la soumettre à des expériences thérapeutiques suivies et raisonnées. De nouvelles analyses furent faites par M. Creutzburg en 1843, M. de Liebig en 1846, et M. Bauer en 1847. Sacrifiant sa pratique médicale, M. Bartenstein entreprit de longs et fréquents voyages en Allemagne et à l'étranger dans le but de recommander personnellement aux médecins de tous les pays le remède puissant qu'il venait de découvrir. En huit années, espace relativement très court, le débit de l'eau amère atteignit le chiffre de 300,000 cruchons par an ; elle était très demandée non-seulement en Allemagne, mais aussi en Suisse, en France, en Belgique, en Hollande, en Angleterre, en Danemark, en Pologne, en Russie, en Hongrie, en Italie ; on en fit des envois en Grèce, en Sicile, en Amérique et dans les Indes.

M. Bartenstein ne jouit pas des fruits de sa création : il mourut le 13 avril 1854, d'une attaque d'apoplexie, au retour d'un voyage en France. Il eut toutefois, en mourant, la consolation d'avoir réalisé et assuré une idée qui lui était devenue chère, et pour la prospérité de laquelle il avait sacrifié sa vie.

L'établissement fondé par le docteur Bartenstein pour l'exploitation de l'eau amère a ramené le travail et sa bienfaisante influence dans la la vallée de la Greck. La fabrication des cruches, la filtration, l'emballage et l'expédition des eaux occupent une population ouvrière très nombreuse. Malgré ses labeurs et son dévouement le docteur Bartenstein, méconnu de son vivant, n'a pas encore reçu un hommage du gouvernement de Meiningen.

II

PROPRIÉTÉS PHYSIQUES ET CHIMIQUES.

L'eau amère de Friedrichshall sort de deux puits éloignés de trois cents pas l'un de l'autre. Elle est claire et limpide, mais, sous un grand volume, elle présente une coloration jaunâtre ; elle est inodore, d'un goût salé et amer semblable aux eaux minérales de la Bohème, sans cependant présenter l'âpreté et le goût désagréable de ces eaux.

Peu de personnes jusqu'ici n'ont pu en faire usage. D'après des expériences dignes de foi, elle peut être conservée sept années et au delà, dans des cruches. Quelquefois à l'ouverture de la cruche, l'eau renfermée répand une odeur sulfhydrique qui s'évapore au bout de quelques instants ; cette odeur provient de quelques substances végétales en décomposition, qui y sont tombées au moment de l'encruchonnement.

En sortant de la source, l'eau amère de Friedrichshall contient des traces de fer comme l'eau de Kreuzbrunn à Marienbad, mais elle les perd quand elle est renfermée. Cependant M. Kastner a retrouvé du fer dans l'eau minérale expédiée.

Les analyses chimiques et physiques répétées de ce professeur l'ont convaincu que l'acide carbonique est intimement combiné aux éléments constitutifs de cette eau, et il regarde les différents produits obtenus par l'analyse, y compris même le fer, comme un sel unique.

Selon l'analyse faite par M. de Liebig en 1847, seize onces d'eau amère contiennent :

Sulfate de soude (en sel double).	46,510 grains.
Sulfate de potasse.	1,523
Sulfate de magnésie (sel double).	39,553
Sulfate de chaux.	10,341
Carbonate de chaux.	0,113
Carbonate de magnésie.	3,092
Chlorure de sodium.	61,102
Chlorure de magnésium.	30,252
Bromure de magnésium.	0,875
Silice	indications.
Matière organique.	indications.
	194,261 grains.

De plus, 5,322 pouces carrés d'acide carbonique.

III

EFFETS PHYSIOLOGIQUES.

On peut se représenter l'action de l'eau amère sur l'organisme, de trois manières :

1° Elle agit directement sur la muqueuse de l'estomac en vertu de la loi de l'endosmose et de l'exosmose.

2° Elle agit sur les nerfs du canal intestinal, et sur les différents centres organiques par action réflexe.

3° En agissant sur la muqueuse intestinale gorgée de sang, elle a une action directe sur la circulation. Son action se manifeste sur l'estomac par une augmentation d'appétit (aussi cette *eau* a-t-elle été surnommée, dans les environs de la source, *eau d'appétit*) et par des digestions plus faciles.

Prise à petites doses, elle produit sur le canal intestinal l'effet suivant : selles plus régulières. En augmentant la dose d'eau : selles liquides. Prises à fortes doses : selles séreuses.

Son action sur le système hépatique est très puissante : la prise seule de cette eau guérit la jaunisse et les différents engorgements du foie.

L'effet sur les organes urinaires s'annonce par une augmentation de la sécrétion ; cette dernière a été portée quelquefois si loin que quelques cas d'hydropisie abdominale ont été guéris ; il en a été de même pour certaines albuminuries.

Son action physiologique sur les organes de la respiration mérite surtout une attention spéciale de la part des praticiens.

M. le docteur Strumpf prétend que l'usage de l'eau amère rend à la voix son timbre et sa pureté. De plus, d'après les observations de MM. Bartenstein et Eisenmann, son usage a des effets marqués dans certaines affections catarrhales. M. de Liebig a trouvé que l'acide urique disparaît entièrement de l'urine au bout de quelques jours d'usage d'eau amère. Ce fait est très important à noter, comme nous le verrons plus loin.

IV

EFFETS THÉRAPEUTIQUES.

—

MALADIES DES GLANDES ET DES MEMBRANES MUQUEUSES.

Maladies de l'estomac. — L'eau amère, comme nous l'avons démontré plus haut, aiguise l'appétit et améliore la digestion. Elle s'est montrée efficace, soit que l'altération de la fonction provint d'un écart diététique, soit d'une consommation excessive de bière, soit d'un catarrhe stomacal ou de faiblésse par suite de vieillesse.

C'est surtout, comme l'a recommandé M. Strumpf, dans l'atonie des fonctions digestives des ivrognes que son emploi est utile; on peut, en cette occasion, si les renvois sont nidoreux, la couper avec du jus de citron.

Elle a été employée avec succès par M. Schneider, membre du conseil de santé à Fulda, dans un cas de faim canine.

Dans la gastrite chronique, comme l'ont observé Bartenstein, Dorsch à Fulda, Strumpf et Eisenmann, elle produit de bons effets. M. Strumpf cite un cas de guérison de douleurs gastriques datant de deux ans, qui reconnaissaient pour cause l'ingestion de glace, le corps étant en sueur.

Dans un second cas, l'emploi de cette eau pendant huit jours, à la dose d'un verre matin et soir, a guéri un jeune homme de vingt-trois ans, souffrant depuis dix-huit mois de gastralgies très vives, de vomissements survenant une heure après le repas, et dont l'estomac pouvait à peine supporter quelques cuillerées de lait comme aliment.

Cependant M. Eisenmann avoue que, dans deux cas de gastrites chroniques avec constipation, l'eau amère ne put être supportée, même coupée avec de l'eau douce, et qu'il fut obligé d'avoir recours au nitrate d'argent à l'intérieur, pour obtenir la guérison. D'après Bartenstein, dans les vomissements dus au cancer de l'estomac, l'emploi de l'eau amère a quelquefois modifié leur fréquence.

Maladies du canal intestinal. — L'eau amère, contre les constipations habituelles ou passagères, est un remède souverain; elle les guérit non-seulement pour le temps qu'on en fait usage, mais radicalement. Si la constipation se lie à un état asthénique des muscles intestinaux, il faudra joindre à son emploi les préparations de noix vomique à doses réfractées.

M. Strumpf vante son efficacité contre les blennhorrées du canal intestinal.

Maladies du pancréas. — L'observation remarquable que Eisenmann a publiée dans le journal trimestriel de Prague confirme son emploi dans cette affection.

Maladies du foie. — L'eau amère de Friedrichshall guérit promptement l'ictère simple ainsi que l'engorgement du foie. M. Bartenstein a guéri moyennant son emploi un engorgement du foie développé à la suite du typhus et compliqué d'hydropisie abdominale.

L'œdème qui survient quelquefois à la suite des fièvres intermittentes, ainsi que l'ictère qui accompagne ces fièvres, sont puissamment modifiés par son usage. Il en est de même des différentes indurations du foie, comme l'a remarqué M. Schneider, membre du conseil médical. En général, l'eau amère, dans toutes les affections du foie, est indiquée.

Maladies des organes urinaires. — En employant cette eau dans les affections des organes urinaires, on est parvenu à faire rendre aux malades quelques grains calculeux. M. Naumann, professeur de médecine à Bonn, a guéri deux malades atteints d'albuminurie, accompagnée d'œdème des membre inférieurs, en faisant usage de l'eau pendant cinq semaines. M. le docteur Weber (Jean) a guéri avec cette eau le catarrhe de la vessie, qui jusqu'ici a résisté à beaucoup de médicaments employés à l'intérieur.

Maladies des organes de la respiration. — Un grand nombre de catarrhes pulmonaires chroniques ont été guéris par son emploi à hautes doses. M. le docteur Heymann a fait sur lui cette expérience. Dans la grippe épidémique, à la dose d'une cuillerée à bouche toutes les deux heures, M. Naumann a obtenu de brillants résultats.

MALADIES DU SYSTÈME VASCULAIRE.

D'après les observations de M. le professeur Naumann, l'eau amère agit puissamment contre cette irritabilité du cœur et des vaisseaux sanguins, qu'on remarque surtout chez les jeunes sujets à l'époque de la puberté. Cette irritabilité se traduit par un cortège de symptômes spéciaux. Ce sont tantôt des maux de tête violents, qui ne cessent qu'à la suite d'une hémorrhagie nasale; tantôt une toux sèche et quinteuse; tantôt des battements de cœur, des douleurs d'entrailles; tantôt une constipation opiniâtre. L'emploi de l'eau amère, mélangée à l'eau d'amandes amères ou du vinaigre de digitale, suffit pour guérir cet état.

Son effet a pu être apprécié dans tous les troubles qui précèdent la menstruation ou qui suivent la ménopause.

MALADIES DU SYSTÈME NERVEUX.

L'eau amère de Friedrichshall, ne produisant pas d'effet direct sur le système nerveux, ne saurait guérir aucune maladie nerveuse idiopathique; mais elle possède une action manifeste sur cette multitude de névroses qui reconnaissent pour causes un état congestif, soit du côté de la tête, soit du bas-ventre, ou bien encore une maladie du sang.

Je n'entrerai donc dans aucun détail sur cette classe de maladies, quoique beaucoup d'observateurs l'aient employée avec succès dans certaines affections convulsives des enfants, causées par des défauts de digestion.

Cependant je crois devoir signaler son efficacité puissante dans les maladies mentales, où les moyens dérivatifs sont si souvent employés.

Un grand nombre d'établissements d'aliénés en font usage : tels sont ceux de Bamberg, Bendorf, Erlangen, de Halle, d'Hildburghausen, de Stadtbuge, de Sachseberg; d'après le témoignage de M. Erlenmayer, directeur d'un asile d'aliénés à Bendorf, près Coblentz, l'eau amère doit être préférée quant à son utilité thérapeutique à toutes les autres eaux purgatives.

D'après M. Damerow, à Halle, et M. de Hœrnich, à Hildburghausen, on n'a pas besoin, comme cela arrive souvent pour d'autres médicaments chez les aliénés, d'élever la dose usuelle de l'eau amère.

MALADIES CONSTITUTIONNELLES ET DYSCRASIES.

Dans toutes les maladies fébriles ou l'emploi des purgatifs est indiqué, l'eau amère mérite une recommandation spéciale. On l'emploie avec succès dans l'érysipèle non-seulement comme purgatif, mais encore à cause de son influence particulière sur le foie.

A petites doses, elle a une certaine efficacité dans la fièvre scarlatine, la rougeole et les varioles, en favorisant l'effet des autres remèdes.

Dans la fièvre typhoïde elle mérite une attention particulière, surtout depuis les travaux en France de MM. Bretonneau et Delarroque. Cette dernière méthode compte, en France surtout, beaucoup de partisans.

Parmi les affections chroniques, les hémorrhoïdes en première ligne cèdent à l'action salutaire de l'eau amère. Combien n'a-t-on pas vu de malades atteints de cette infirmité en obtenir les plus heureux résultats !

Ainsi, pour ne citer que quelques exemples, M. Schneider, membre du conseil de santé à Fulda, était obligé à cause d'un état hémorrhoïdaire continu, qui s'était compliqué de violentes congestions cérébrales et pulmonaires, de se faire saigner plusieurs fois par année; mais depuis l'usage de l'eau amère, tout a disparu.

M. Dotzauer, membre du conseil de santé, guérit un jeune homme de 38 ans, qui, atteint d'une pléthore sanguine, présentait au plus haut point tous les phénomènes congestifs de cette affection.

M. Eisenmann a donné ses soins à un employé, âgé de 48 ans, qui ne s'était jamais livré à la débauche, marié et père de plusieurs enfants. Ce malade, sans cause connue, fut atteint de pollutions nocturnes suivies de vives congestions cérébrales. Son état avait inspiré de grandes inquiétudes à sa famille ; plusieurs médecins furent consultés. M. Eisenmann diagnostiqua un état congestif des organes génito-urinaires, le mit à l'usage de l'eau amère, et la guérison fut très rapide.

Si, comme nous l'avons indiqué, l'eau de Friedrichshall, par son action sur les organes génito-urinaires, enlève l'acide urique, son emploi sera d'un puissant secours dans la goutte (*arthritis validorum*). L'observation jusqu'à présent paraît le confirmer. MM. les docteurs Winterich et Wohlherr, à Erlangen, ont guéri radicalement des goutteux par l'usage de cette eau.

Selon l'assertion de M. Bartenstein, elle paraît efficace contre les scrofules ; ce qui s'expliquerait par le bromure de magnésium qu'elle contient. Cependant les faits manquent pour constater cette propriété. Son usage dans la colique de plomb rend de grands services.

Dans le choléra son emploi paraîtrait indiqué, d'après les faits publiés par MM. Stevens et Aran qui, dans cette terrible affection, ont préconisé le sel de cuisine.

ACTION SUR LA PEAU.

Nous avons indiqué plus haut l'action de l'eau amère sur le système sanguin en général, et sur le système capillaire en particulier. Il est un fait qui ressort pour tous ceux qui ont voulu l'observer, c'est que, par son emploi, la peau devient plus douce, le teint plus coloré, le timbre de la voix plus sonore, qu'enfin tout dans l'individu semble renaître. Certes, l'eau ne donnera pas la beauté à qui en est privé, mais par son emploi, en modifiant profondément l'économie, elle rétablira un équilibre parfait entre les diverses fonctions et leurs usages.

EMPLOI COMME ADJUVANT OU COMME MOYEN PRÉPARATOIRE
A D'AUTRES EAUX MINÉRALES.

Dans la plupart des bains d'eaux minérales de l'Allemagne, à Aix-la-Chapelle, à Burtscheid, à Bade (grand-duché), à Bade (Suisse), à Bade (près Vienne), à Gastein, à Tœplitz, à Warmbrunn, à Wiesbaden, et dans presque tous les bains de mer, depuis Swinemunde jusqu'à Ostende, l'eau de Friedrichshall est donnée comme adjuvant. On l'administre encore quand on emploie les eaux acidules ferrugineuses qui, par leur nature, portent à la constipation et aux congestions, comme celles de Tagosy à Kissingen et celle de l'Elisabeth-Brunnen à Hombourg.

V

USAGE.

L'eau de Friedrichshall, de même que toutes les eaux amères, n'a été employée par la plupart des médecins qu'à haute dose ou comme laxatif. Cette méthode ne permet qu'un emploi très borné de cette eau. Il faut, avant tout, savoir régler d'après le but qu'on veut atteindre : quand on veut obtenir un effet prompt et immédiat, comme dans les constipations, les congestions cérébrales ou pulmonaires, dans les fièvres typhoïdes, l'érysipèle, etc., il faut donner l'eau à hautes doses : 250 à 500 grammes par jour ; une fois les évacuations obtenues, on en continuera l'usage à petites doses. Au contraire, dans toutes les maladies chroniques, il faut suivre la maxime « *Gutta cavat lapidem non vi sed sæpe cadendo*, » c'est-à-dire ne la prescrire qu'à doses réfractées longtemps continuées. Un demi-verre à bordeaux est la dose ordinaire pour le commencement de la cure ;

deux selles par jour sont suffisantes, les selles séreuses devant être évitées. Cette méthode doit surtout être suivie dans les hémorrhagies de l'estomac, des intestins, ainsi que dans les vomissements opiniâtres ; il en résulte aussi que les malades font moins de difficultés à prendre l'eau amère, et que, prise de cette manière, elle est le remède le moins coûteux qu'on puisse trouver. On peut faire usage de l'eau amère dans toutes les saisons, dans tous les lieux ; son emploi n'exige ni régime particulier, ni promenades ou exercices en plein air, pourvu que le malade évite les aliments indigestes ou ceux qui ne conviennent pas à son estomac, il a rempli les conditions diététiques de la cure. Le malade peut donc faire usage de l'eau amère sans rien changer à sa manière de vivre, sans abandonner ses occupations ordinaires, enfin sans acheter sa guérison par un sacrifice quelconque.

www.ingramcontent.com/pod-product-compliance
Ingram Content Group UK Ltd.
Pitfield, Milton Keynes, MK11 3LW, UK
UKHW021054120726
13693UKWH00006B/2619